BEI GRIN MACHT SICH IHR WISSEN BEZAHLT

AF144727

- Wir veröffentlichen Ihre Hausarbeit,
  Bachelor- und Masterarbeit

- Ihr eigenes eBook und Buch -
  weltweit in allen wichtigen Shops

- Verdienen Sie an jedem Verkauf

Jetzt bei www.GRIN.com hochladen und kostenlos publizieren

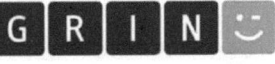

Bibliografische Information der Deutschen Nationalbibliothek:

Die Deutsche Bibliothek verzeichnet diese Publikation in der Deutschen National-
bibliografie; detaillierte bibliografische Daten sind im Internet über http://dnb.d-
nb.de/ abrufbar.

Impressum:

Copyright © 2015 GRIN Verlag
Druck und Bindung: Books on Demand GmbH, Norderstedt Germany
ISBN: 9783668112834

Dieses Buch bei GRIN:

https://www.grin.com/document/311923

Anonym

"Easy cooking" als Einstieg in eine gesunde Ernährung. Planung einer Präventionsmaßnahme nach dem individuellen Ansatz

GRIN Verlag

GRIN - Your knowledge has value

Der GRIN Verlag publiziert seit 1998 wissenschaftliche Arbeiten von Studenten, Hochschullehrern und anderen Akademikern als eBook und gedrucktes Buch. Die Verlagswebsite www.grin.com ist die ideale Plattform zur Veröffentlichung von Hausarbeiten, Abschlussarbeiten, wissenschaftlichen Aufsätzen, Dissertationen und Fachbüchern.

Besuchen Sie uns im Internet:

http://www.grin.com/

http://www.facebook.com/grincom

http://www.twitter.com/grin_com

Deutsche Hochschule für
Prävention und Gesundheitsmanagement
Hermann Neuberger Sportschule 3
66123 Saarbrücken

Bitte ankreuzen:

__*__ **Hausarbeit**

_____ **Skript**

Modul:	Konzepte und Strategien der individuellen Gesundheitsförderung
Studiengang:	Gesundheitsmanagement
Aufgabe:	Planung einer Präventionsmaßnahme nach dem individuellen Ansatz

Inhaltsverzeichnis

1 Grundlegende Angaben zum Schwerpunktthema der geplanten Präventionsmaßnahme

1.1 Titel

„Easy cooking", der leichte Einstieg in eine gesunde Ernährung!

Begründung des Titels der Präventionsmaßnahme:

Der Teilnehmer hat die Assoziation mit dem Wort „easy", „leicht", leichter Kochen, leichter Lernen, leichter Leben, sich leichter Fühlen, also positive Assoziationen.

Außerdem wird es doppelt genannt, daher positive Verstärkung.

Es wird direkt von einem Einstieg gesprochen, es werden Hilfen gegeben um das Konzept eigenständig fortzusetzen.

Das Barrieremanagement wird aufgegriffen, der Aufwand der Rezepte und Anleitungen ist gering gehalten und einfach umzusetzen, daher der eigene Widerstand das Konzept selbständig weiterzuführen, geringer.

1.2 Handlungsfeld/ Präventionsprinzip

Das gewählte Handlungsfeld ist die Ernährung, Präventionsprinzip „Vermeidung von Mangel und Fehlernährung und Reduktion von Übergewicht".

In Anlehnung an die Kriterien und Handlungsfelder des GKV- Spitzenverbandes zur Umsetzung der §§ 22 und 20a SGB V vom 21. Juni 2010 in der Fassung vom 10. Dezember 2014.

1.3 Daten zum bestehenden Gesundheitsproblem

In Bezug auf die Daten der Studie zur Gesundheit Erwachsener in Deutschland, (Erhebungszeitraum 2008-2011) sind 67,1 % der Männer und 53,0 % der Frauen übergewichtig oder adipös (43,8 % der Männer und 29 & der Frauen haben einen Body-Mass-Index (BMI) von 25-29,9, 23,3 % der Männer und 23,9 % der Frauen haben einen BMI > 30). Der Anteil von Personen mit Normalgewicht hat (BMI 18,5-24,9) hat von 1999-2009 erheblich abgenommen, der Anteil von Personen mit Übergewicht bis BMI 29,9 ist weitgehend konstant geblieben, während der Anteil adipöser Personen deutlich zugenommen hat. (GKV Spitzenverband, 2014)

Das Robert Koch Institut erhebt ebenfalls regelmäßig Daten zum genannten Thema und kommt zum selben Ergebnis.

Zwei Drittel der Männer (67 %) und die Hälfte der Frauen (53 %) sind übergewichtig. Ein Viertel der Erwachsenen (23 % der Männer und 24 % der Frauen ist stark übergewichtig (adipös).

Übergewicht und Adipositas sind Mitursache für viele Beschwerden und können die Entwicklung chronischer Krankheiten begünstigen. (Robert Koch Institut, 2014)

Die Deutsche-Adipositas Gesellschaft (DAG) e. V. Besagt, dass durch Adipositas und Übergewicht sich das Risiko für zahlreiche Krankheiten, insbesondere des Herzkreislaufsystems, des Stoffwechsels, des Muskel- und Skelett-Systems sowie für bestimmte Krebserkrankungen erhöht.

Eine erhöhte viszerale Fettmasse (Taillenumfang >102 cm bei Männern und > 88 cm bei Frauen) erhöht das Risiko für Herz-Kreislauf-Erkrankungen deutlich. (Deutsche Adipositas Gesellschaft, 2014)

1.4 Wirksamkeitsbelege für die geplante Präventionsmaßnahme

Vorhandene Studien belegen, dass eine bedarfsgerechte und ausgewogene Ernährungsweise wirksam zur Verhütung zahlreicher Erkrankungen beitragen kann.

Im Folgenden werden zwei wissenschaftliche Quellen herangeführt, die den engen Zusammenhang zwischen Ernährung und Übergewicht/Adipositas bestätigen und somit eine Präventionsmaßnahme, die auf die Veränderung des Essverhaltens abzielt, bestätigen.

1. Die interdisziplinäre Leitlinie der Qualität S3 zur „Prävention und Therapie der Adipositas" kommt zu folgenden Kernaussagen beziehungsweise Ergebnissen.

Menschen mit Adipositas sollen individuelle Ernährungsempfehlungen erhalten, welche an Therapieziele und Risikoprofil angepasst werden.

Menschen mit Adipositas soll im Rahmen einer medizinischen Behandlung eine Ernährungsberatung angeboten werden (Einzel- oder Gruppenberatung).

Der Patient soll über die Ziele, Prinzipien und praktischen Aspekte der Ernährungsumstellung umfassend und verständlich informiert werden.

Bei der Ernährungsberatung und Ernährungsumstellung soll das persönliche und berufliche Umfeld des Betroffenen mit einbezogen werden. (Deutsche Adipositas Gesellschaft e.V.;

Deutsche Diabetes Gesellschaft; Deutsche Gesellschaft für Ernährung e.V. & Deutsche Gesellschaft für Ernährungsmedizin e.V., 2011-2013)

2. Im Leitfaden des GKV-Spitzenverbandes wird die Wirksamkeit eines solchen Programmes ebenfalls belegt.

Maßnahmen die sowohl Module zu einem bedarfsgerechten gesundheitsfördernden Ernährungsverhalten als auch zu körperlicher Bewegung beinhalten, können eine nachhaltige Senkung des Körpergewichts bewirken. Empfohlen werden spezifische Methoden der Verhaltensmodifikation. (GKV Spitzenverband, 2014)

1.5 Zielgruppe

Frauen mit ernährungsbezogenem Fehlverhalten ohne behandlungsbedürftige Erkrankungen des Stoffwechsels oder psychische Essstörungen.

Vor allem auch Frauen, die die Motivation mitbringen etwas an ihrem Lebensstil nachhaltig zu verändern und beizubehalten.

Tab. 1: Zielgruppe

Geschlecht	Weiblich
Alter	Erwachsen, ansonsten Alter nicht relevant (Kriterium mit Kindern)
Familienstand	Verheiratet oder alleinerziehend mit Kind(er), Hausfrauen aber auch berufstätige Mütter
Sozialstatus	Nicht relevant
Gesundheitszustand	Menschen mit erhöhtem BMI >25 bis <30, (BMI >30 bis <35 nur nach Absprache mit Arzt), ohne behandlungsbedürftige Erkrankungen des Stoffwechsels oder psychische (Ess-) Störungen.
Gesundheitsverhalten	Menschen mit unregelmäßigem ungesunden Essverhalten, Menschen die grundlegend neue Strukturen in ihr Essverhalten bringen möchten.
Kontraindikationen, Ausschlusskriterien	Sekundäre und syndromale Adipositasformen, psychiatrische Grunderkrankung/Essstörung.
Mögliche Teilnehmermotive, -ziele	Gewichtsreduktion, Änderung des Lebensstils bzw. Essverhaltens, Wohlfühlen im eigenen Körper, das Zeitmanagement im Alltag verbessern, neue Gewohnheiten im Familienalltag schaffen. Kindern einen besseren Start ins Leben bieten, Vorbild sein.

Der zeitliche Verfügungsrahmen der Mütter ergibt sich aus den Schul- bzw. Kindergartenzeiten. Angesetzt wird der Kurs daher Vormittags, da viele Mütter, vor allem die Hausfrauen unter ihnen, zu dieser Tageszeit verfügbar sind. (10 Einheiten, 1 mal/ Woche Vormittags)

1.6 Übergeordnete Ziele in (Inhalt/Ausmaß/Zeit)

Ziel 1: Erlernung von Theoretischen Grundlagen der Ernährungslehre. (Theorie Ernährungslehre/ Verstehen der Grundlegenden Inhalte zum Thema Ernährung anhand Ernährungslehre/ mindestens 2 Monate)

Ziel 2: Eigenständige Planung von Ernährungsplänen und Einkäufen bis hin zum Kochen. (Ernährungsplan und Einkaufsplan erstellen/ Erstellung von mindestens acht Ernährungs- und Einkaufsplänen/ mindestens 2 Monate)

Ziel 3: Erlernen der Selbstkontrolle durch Ernährungstagebuch. Erfolgreiche Integration der Mahlzeiten in den Alltag. (Erstellung Ernährungstagebuch/ Fortlaufende Dokumentation über 6 Monate/ mindestens 6 Monate)

Ziel 4: Gewichtsreduktion, Verbesserung des Wohlbefindens. (Gewichtsreduktion (in kg)/ mindestens 2 kg in 2 Monaten/ 2 Monate)

In Anlehnung an die in 1.4 aufgezeigten Wirksamkeitsbelege kann gesagt werden:

Um eine erfolgreiche Ernährungsumstellung zu erzielen, müssen der Teilnehmerin Richtlinien für ihre neue Verhaltensweise erklärt und gezeigt werden. Sie muss über theoretische Grundlagen verfügen, um das erarbeitete besser umsetzen zu können und um die neue Ernährungsweise weiter fortzuführen (Ziel 1).

Da das Programm eine Hilfe zur Selbsthilfe darstellen soll, bekommt die Teilnehmerin das Werkzeug, um später selbstständig Einkaufen und Kochen zu können (Ziel 2).

Ebenso soll die Teilnehmerin Mittel haben um ihr Verhalten selbständig zu dokumentieren und zu Analysieren. Dies Verhindert Fehltritte, kann aber auch zur Motivation dienen (Ziel 3).

Allgemein dient das Programm der Integration einer gesunden Ernährungsweise in den Familienalltag. Schnelles und einfaches Kochen verbessertes das Zeitmanagement im Familienalltag und trägt zur Harmonie in dieser bei (Ziel 3).

Wie schon erwähnt spricht das Programm vor allem Frauen mit einem erhöhten, beziehungsweise zu hohen BMI an, deshalb ist es sinnvoll die Reduktion von Körpergewicht in die Zielplanung mit einzubeziehen (Ziel 4).

2 Inhaltlich-organisatorische Grobplanung des Kurskonzeptes

2.1 Allgemeine Kursinhalte in Bezug zu den Kurszielen

Tab. 2: Inhaltliche Grobplanung des Kurskonzeptes

Kursziele	Kursinhalte
Ziel 1: Erlernung von Theoretischen Grundlagen der Ernährungslehre.	Besprechung Ernährungspyramide, Besprechung Nährstoffverteilung, Die 10 Regeln des Ernährungsverhaltens nach der deutschen Gesellschaft für Ernährung (DGE).
Ziel 2: Eigenständige Planung von Ernährungsplänen und Einkäufen bis hin zum Kochen.	Anfertigen eines eigenen Kochbuches mit einfachen schnellen Rezepten, Selbständiges Kochen der Gerichte sowie Erstellung von Einkaufsplänen für diese.
Ziel 3: Erlernen der Selbstkontrolle durch Ernährungstagebuch. Erfolgreiche Integration der Mahlzeiten in den Alltag.	Methodik des Ernährungstagebuchs wird erklärt und wie es im Alltag eingesetzt wird.
Ziel 4: Gewichtsreduktion, Verbesserung des Wohlbefindens	Wiegen der Teilnehmer und Dokumentation, Erklärung der Bedeutung des Grund- und Leistungsumsatzes sowie des BMI´s. Motivation und Barrieremanagement mit Hilfe von Wohlfühlfragebögen.

In Bezug auf die genannten Wirksamkeitsbelege, wird der Patient also umfassend und verständlich mit Bezug auf die Ziele, Prinzipien und praktischen Aspekte informiert. Es werden Ernährungspläne erstellt die zum einen individuell und risikoangepasst sind. Die Kursinhalte entsprechen den genannten Therapiezielen.

Bei den genannten Kursinhalten wird das Umfeld der Teilnehmerinnen mit einbezogen und somit eine Alltagsumstellung erreicht. Mithilfe der Kursinhalte und den spezifischen

Methoden der Verhaltensmodifikation werden das Körpergewicht und somit der BMI gesenkt. Dies führt außerdem zu einer Steigerung des Wohlbefindens.

2.2 Detailplanung der Kursinhalte aufgeteilt in Theorie und Praxis

Tab. 3: Detailplanung der Kursinhalte aufgeteilt in Theorie und Praxis

Ziele (übergeordnet)	Lerninhalt	
	Theorie	Praxis
Ziel 1	Grundlagen Ernährungslehre	Verstehen der richtigen Zusammensetzung von Mahlzeiten, selbständiges kreieren von gesunden Mahlzeiten
Ziel 2	Theorie Kochbuch, sinnvolle Einkaufsliste	Selbständiges Einkaufen gehen, Kochen von Gerichten
Ziel 3	Psychologischer Hintergrund Ernährungstagebuch	Erste eigenständige Eintragungen, eigene Reflexionen aus Tagebucheintragungen erkennen
Ziel 4	Erläuterung des Wertes BMI, Grundumsatz/ Leistungsumsatz	Wiegen, eigenständiges errechnen der jeweiligen Werte (Grundumsatz/Leistungsumsatz)

Wichtig ist bei der Planung der Kursinhalte, der direkte Bezug zum Alltag der Teilnehmerinnen. Die Kursinhalte müssen für sie handhabbar gemacht werden. Dies Fördert zum einen ihr Verständnis und zum anderen die Motivation weiter zu machen und nicht aufzugeben.

Die Theorie wird somit direkt in das Handlungswissen überführt, sodass die Maßnahmen selbständig durchgeführt werden können. Einfache und klare Erklärungen sind hierbei sehr wichtig. Einfach Methoden bieten den Teilnehmerinnen Sicherheit in ihrem späteren eigenständigen Handeln und beseitigen somit Zweifel. Mit den genannten Punkten wird außerdem direkt auf das Barrieremanagement abgezielt. Durch einfache und leicht umsetzbare Wege, kann die Teilnehmerin ihre eigenen Barrieren leichter umgehen oder überwinden.

2.3 Methodische Gestaltung der Kursinhalte

Angelehnt an die in Tabelle 3 erläuterten Kursinhalte und an die in Tabelle 4 genannten Ressourcen, erfolgt nun eine Erläuterung der Methodik und der verwendeten Hilfsmittel.

Lerninhalt (Ziel 1): Präsentation mit Beamer, gleichzeitiges Verfolgen der Lerninhalte durch Handout und eigenen Mitschrieb.

Lerninhalt (Ziel 2): Präsentation von Kochbuch und Einkaufslistenvordruck anhand Beispielvorführung. Erfahrungen sammeln durch gemeinsames Einkaufen gehen und anschließendes Kochen („Learning by doing").

Lerninhalt (Ziel 3): Präsentation Ernährungstagebuch anhand Beispieltagebuch („Learning by doing").

Lerninhalt (Ziel 4): Präsentation der theoretischen Grundlagen mit Beamer, eigenständiges ausrechnen der Werte anhand Vordruck zur Gewichtsdokumentation.

Die verwendete Methodik ist demnach jeweils in zwei Teile aufgebaut.

Zum einen wird den Teilnehmerinnen die zugrunde liegende Theorie der einzelnen Handlungsschritte aufgezeigt und zum anderen sollen sie diese durch das eigene Handeln und Wiederholen vertiefen. Sie bekommen also jeweils eine Grundstruktur vorgelegt, anhand derer sie ihr eigenes Handeln steuern und eigenständig fortführen können. Mithilfe dieser Lerntechnik soll eine möglichst hohe Eigenmotivation zum selbständigen Durchführen erreicht werden.

2.4 Organisatorische Grobplanung des Kurskonzeptes

Tab. 4: Organisatorische Grobplanung des Kurskonzeptes

Gesamtdauer des Kurskonzeptes (Wochen bzw. Monate)	10 Wochen
Anzahl und Zeitdauer der Kurseinheiten (KE) pro Woche	1 Einheit pro Woche mit je 90 Minuten, nach 6 Monaten erfolgt ein Feedbacktreffen
Zeitaufteilung (Theorie/Praxis)	Theorie 30 min, Praxis 60 min
Maximale Teilnehmerzahl	12
Erforderliche Ressourcen zur Kursdurchführung	Raum: Schulungsraum der VHS mit Küchenanschluss Personal: wie beschrieben im nächsten Punkt Ausstattung: Stühle und Tische für die Teilnehmerinnen, Kochzubehör, Medien: Beamer und Leinwand für die Präsentation der Theorieabschnitte Material: Handout mit den wichtigsten Informationen zu Ernährungsgrundlagen, Vordrucke von Kochbüchern (Heften), Ernährungstagebüchern, Einkaufslisten, Schreibmaterial und Stifte zur eigenen Dokumentation, Fragebögen, Vordruck zur Gewichtsdokumentation, Flipchart Utensilien zum Kochen: Lebensmittel, Anschauungsmaterial
Anzahl und Qualifikation des Betreuungspersonals	Ein Betreuer pro Gruppe, Fachkraft mit einem staatlich anerkannten Berufs- oder Studienabschluss im Bereich Ernährung. Dtätassistent/in, Oecotrophologin/ Oecotrophologe (ernährungswissenschaftliche Ausrichtung; Abschlüsse: Diplom, Master, Bachelor), Ernährungs- und Hygienetechnik, Schwerpunkt „Ernährungstechnik", Ernährung und Versorgungsmanagement, Schwerpunkt „Ernährung" (Abschlüsse: Dipl.-ing., Master, Bachelor) mit themenbezogener Zusatzqualifikation gemäß z. B. den Qualitätsstandards der Ernährungsberatung einer anerkannten Institution im Handlungsfeld, Ärztin/Arzt mit Fortbildungsnachweis gemäß dem Curriculum Ernährungsmedizin der Bundesärztekammer und der Deutschen Gesellschaft für Ernährungsmedizin.
Kursanbieter/ Zugangswege	VHS, Flyer in Schulen/ Kindergärten, Schwarzes Brett, Internet (VHS Homepage), Empfehlungen zum Beispiel an Elternabenden

Wichtig bei der Planung dieser Präventionsmaßnahme ist die Aufteilung von Theorie und Praxis. Zum einen soll Hintergrundwissen vermittelt werden und zum anderen Handlungskompetenzen um dieses Wissen umzusetzen.

Um eine langfristige Verhaltensänderung zu erzielen, findet nach 6 Monaten ein Feedbacktreffen, mit nochmaligem Wiegen und Besprechen, statt. Hierbei wird geschaut, ob die Teilnehmerinnen das Konzept eigenständig fortführen konnten und ob somit ein erfolgreiches Barrieremanagement betrieben wurde.

2.5 Detailbeschreibung des Materials

1. Handout zum Thema Ernährungslehre
- Enthält die wichtigsten Informationen zu den, von der DGE festgelegten, Richtlinien.
- Enthält eine Abbildung der Ernährungspyramide
- Enthält Informationen zur Nährstoffverteilung von Mahlzeiten

2. Wohlfühlfragebogen
- Methodik: Ankreuzen der Punkte 1-10, wobei 1 ganz negativ ist und 10 ganz positiv
- Inhalt und Fragen zum Thema:

1. Wie sicher fühlen sie sich beim selbständigen Zusammensetzen von gesunden und sinnvollen Mahlzeiten? (1 ganz unsicher, 10 ganz sicher)

2. Wie sicher fühlen sie sich beim Erstellen eines eigenen Ernährungsplans und diesen umzusetzen? (1 ganz unsicher, 10 ganz sicher)

3. Wie sicher fühlen sie sich bei der Kontrolle ihres eigenen Essverhaltens? (1 ganz unsicher, 10 ganz sicher)
3. Blanko Einkaufsliste
- Eingeteilt in Mahlzeiten

4. Blanko Tagebuch
- Eingeteilt in Tage und Monate, Morgens-Mittags-Abends, bzw. Trinkverhalten und Zwischenmahlzeiten

5. Vordruck zur Gewichtsdokumentation

3 Inhaltlich-methodische Detailplanung des Kurskonzeptes

Tab. 5: Inhaltliche Detailplanung des Kurskonzeptes

Woche	Themenschwerpunkt	Lernziele/ Lerninhalte Theorie		Lernziele/ Lerninhalte Praxis	
1	Begrüßung, Wiegen, BMI, Grund- und Leistungsumsatz	Wissen über die Werte BMI, Grund- und Leistungsumsatz	Verstehen der Ausrechnung von individuellem BMI, Grund- und Leistungsumsatz	Selbständiges Protokollieren der eigenen Personendaten (Handout)	Wiegen, eigenständiges Ausrechnen der Werte und Eintragung in Vordruck zur Gewichtsdokumentation
2	Ernährungslehre	Wissen über Theorie Ernährungspyramide, Theorie Nährstoffverteilung, Theorie 10 Regeln nach DGE	Verstehen der Ernährungspyramide und der Nährstoffverteilung, Verstehen der 10 Regeln nach DGE	Selbständiges Zusammensetzen von sinnvollen Mahlzeiten	Selbstständiges Eintragen von Grundregeln in das eigene Kochbuch, auch unter Absprache mit den anderen Teilnehmerinnen
3	Ernährungstagebuch, Psychologischer Hintergrund, Erstellung Rezepte	Wissen über Hintergrund Ernährungstagebuch, Wissen über Rezeptzusammenstellung	Selbstreflexion, Situationsanalyse	Erstellung von Ernährungstagebuch, Erstellung von Rezepten	Eintragen von Rezepten in das Kochbuch, Diskussion, Feedback
Woche	Themenschwerpunkt	Lernziele Theorie	Lerninhalte Theorie	Lernziele/ Lerninhalte Praxis	
4	Einkaufsliste, Einkaufen	Wissen über Lebensmittel	Wissen wie man einkauft	Selbständiges Einkaufen in der Gruppe (Kein wirklicher Einkauf, Orientierung im Supermarkt), Diskussion	
5	Kochen	Sinnvolle Rezeptauswahl	Eintragung in Kochbuch	Gemeinsames Kochen und Essen, Diskussion und Feedback über das Essen	
6	Kochen	Sinnvolle Rezeptauswahl	Eintragung in Kochbuch	Gemeinsames Kochen und Essen, Diskussion und Feedback über das Essen	
7	Reflexion des Erlernten, Fragerunde	Feedback	Diskussion	Feedback, Eintragungen in Kochbuch	Diskussion

8	Barrieremanagement, Gemeinsames Kochen mit der Familie	Barrieremanagement	Rezeptauswahl für das Kochen mit der Familie, Nennung von möglichen Barrieren	Alltagsintegration des gemeinsamen Kochens	Kochen und gemeinsames Essen, Besprechung der Alltagsintegration mit der Familie
9	Wiegen, Besprechung des Wohlfühlfrageboge ns	Eigenverantwortliche Selbstkontrolle	Verstehen der Wichtigkeit der Kontrolle	Wissen über Handhabung der Werte	Wiegen, Auswerten des eigenen Fragebogens, Diskussion, Feedback über Wohlfühlfrageb ogen
10	Abschluss und Ausblick, Hausaufgabenbes prechung, Nennung des letzten Termins nach 6 Monaten	Barrieremanagement	Diskussion über mögliche Barrieren, wurden die Erwartungen erfüllt?	Eigenständige s weiterführen der Hilfsmittel	Notizen in das Kochbuch und Ernährungstage buch über mögliche Barrieren, Diskussion Feedback über Erwartungen

3.1 Methodische Detailplanung des Kurskonzeptes

Tab. 6: Methodische Detailplanung des Kurskonzeptes

Kurseinheit	Methodische Gestaltung
1	Präsentation (Vortrag) mit Beamer, Handout zur Protokollierung der Personendaten, Handout über Normwerte, Waage zur Gewichtsdokumentation, Zettel und Stifte für die Teilnehmerinnen, Herausgabe Wohlfühlfragebogen
2	Präsentation (Vortrag) mit Beamer, Kochbuch (blanko), Handout zum Thema Ernährungslehre
3	Präsentation (Vortrag) mit Beamer, Herausgabe Ernährungstagebuch
4	Präsentation (Vortrag) mit Beamer, Blanko Einkaufsliste, Gruppenarbeit „learning by doing"
5	Selbständiges Kochen (Gruppenarbeit), Utensilien sind bereits vorhanden
6	Selbständiges Kochen (Gruppenarbeit), Utensilien sind bereits vorhanden
7	Flipchart um Diskussion und Feedback zu verfolgen (Gruppenarbeit mit Gruppenleiter durch Kursleitung)

8	Flipchart über Brainstorming Barrieremanagement, Gruppenarbeit und Eigenrefelxion
9	Beamer (Vortrag), Flipchart (Gruppenarbeit)
10	Beamer (Vortrag), Flipchart (Gruppenarbeit)

Allgemein wird hierbei auf die klare Struktur der Kurseinheiten geachtet. Die Teilnehmerinnen sollen Anhaltspunkte für die Umsetzung im Alltag bekommen. Durch die Präsentation anhand von Beamer und Flipchart werden theoretische Grundlagen anschaulich präsentiert.

Die Teilnehmerinnen haben die Möglichkeit selbständig mitzuarbeiten und sich eigene Hilfen zu schaffen. Die Teilnehmerinnen bekommen Motivationshilfen um ihre eigenen Erfolge anschaulich darstellen zu können. Außerdem können sie diese auch leicht auf Familienmitglieder übertragen und somit ein aktives Barrieremanagement betreiben. Die Nachhaltigkeit des neuen Ernährungskonzeptes wird somit bestärkt und auch gesichert.

Mit Hilfe der Gruppenarbeiten und den geleiteten Diskussionen, werden Zusammenhänge gemeinsam hergestellt und Probleme besprochen und gelöst. Es findet also ein Austausch unter Gleichgesinnten statt, dieser wiederum stärkt die Motivation am Ball zu bleiben. Es wird darauf hin gearbeitet mit bestimmten Methoden das eigenen Verhalten zu steuern und zu reflektieren und somit eine Verhaltensänderung zu erzielen.

3.2 Methodische Gestaltung der Kursinhalte

Da der eigenverantwortliche Umgang mit dem Thema Ernährung an erster Stelle steht, bekommen die Teilnehmerinnen klare Aufgaben die sie zwischen den Modulen erledigen sollen. Somit ist gewährleistet, dass die Teilnehmerinnen auch in ihrem eigenen Umfeld aktiv an der Ernährungsumstellung arbeiten. Sie werden auf das selbständige Umsetzen der neuen Lebensweise vorbereitet.

Tab. 7: Hausaufgaben zu den genannten Kurseinheiten

Woche	Hausaufgabe
1	Ausfüllen von Wohlfühlfragebogen, Ausrechnen von BMI und Grund- und Leistungsumsatz von Familienmitgliedern
2	Eigenständiges Wiederholen der Grundlagen zur Ernährungslehre, Einprägung des Erlernten
3	Erste Eintragungen in das Ernährungstagebuch, ab jetzt täglich fortlaufende Eintragungen
4	Ernährungstagebuch, Kochen und Eintragen eigener Rezepte
5	Ernährungstagebuch, Kochen und Eintragen eigener Rezepte
6	Ernährungstagebuch, Kochen und Eintragen eigener Rezepte
7	Ernährungstagebuch, Kochen und Eintragen eigener Rezepte
8	Ernährungstagebuch, Kochen eigener Rezepte mit der Familie
9	Ausfüllen des Feedbackwohlfühlfragebogens, Ernährungstagebuch, Kochen und Eintragen eigener Rezepte
10	Eigenständige Weiterführung des Konzeptes inklusive Kochbuch und Ernährungstagebuch, sowie des regelmäßigen Wiegens und Protokollierens

Es folgt eine ausführliche Begründung des didaktisch-methodischen Kursaufbaus unter Einbezug der definierten Zielgruppe, den übergeordneten Kurszielen des Kurskonzeptes und der angeführten Wirksamkeitsbelege (Evidenzbasierung).

Um ein ausreichend großes Hintergrundwissen zu schaffen, beziehen sich die ersten Kurseinheiten hierauf. Es wird somit zunächst eine theoretische Grundlage geschaffen um eine langfristige Verhaltensänderung zu erreichen. Dies bietet die Basis für die praktische Umsetzung und langfristige Integration.

Aufgrund der zuvor ermittelten Zielgruppe ist dieser Bedarf an theoretischen Wissen begründet. Es werden sowohl motivationale Aspekte, als auch volitionare Aspekte miteinbezogen.

In Anlehnung an den GKV- Spitzenverband werden folgende Punkte bestätigt:

Es erfolgt eine Stärkung der Motivation und Handlungskompetenz zu einer eigenverantwortlichen und nachhaltigen Umstellung auf eine individuell bedarfsgerechte Ernährung nach den jeweils aktuellen lebensmittelbezogenen Empfehlungen.

Außerdem wird eine Verhaltensmodifikation durch das Training der flexiblen Verhaltenskontrolle erreicht.

Zusätzlich erfolgt das Einüben von Koch- und Einkaufsverhalten unter Einbeziehung des sozialen Umfeldes. Mithilfe von einem Ernährungstagebuch, einem Kochbuch, einer

Einkaufsliste und einem Wohlfühlfragebogen wird diese Theorie im geplanten Kurskonzept in die Praxis umgesetzt.

Es wird eine verhaltensorientierte Beratung angesetzt die in Gruppen stattfindet. Es finden Feedbackrunden und Diskussionen statt die mit Hilfe von Beamern und Flipcharts festgehalten werden. Die Mütter können sich demnach über Alltagssituationen austauschen und ein aktives Barrieremanagement betreiben. Es entsteht eine angenehme Atmosphäre unter Gleichgesinnten.

In Anlehnung an die Leitlinie der Qualität S3 zur „Prävention und Therapie der Adipositas", wird bestätigt, dass Menschen mit Adipositas oder Übergewicht individuelle Ernährungsempfehlungen bekommen sollen, welche an die Ziele angepasst sind. Sie sollen eine Gruppenbehandlung erhalten.

Die Teilnehmerin soll außerdem über die Ziele, Prinzipien und praktischen Aspekte der Ernährungsumstellung informiert werden. Dies geschieht in diesem Programm, umfassend und verständlich, anhand der Ernährungslehre und diversen Zusatzinformationen. Zusätzlich soll das persönliche und berufliche Umfeld der Teilnehmerin mit einbezogen werden.

Dies geschieht im vorgestellten Programm durch das gemeinsame Kochen und Besprechen der Rezepte, sowie durch die Diskussionsrunde.

Außerdem bekommen die Teilnehmerinnen den Auftrag das Erlernte, gemeinsam mit der Familie, im Alltag umzusetzen.

Schlussfolgernd kann gesagt werden , dass das Erlernen von theoretischen Grundlagen der Ernährungslehre mit den ersten zwei Kurseinheiten abgedeckt wird (Ziel 1).

Die eigenständige Planung von Ernährungsplänen und Einkäufen bis hin zum Kochen wird durch die Kurseinheiten drei bis sechs abgedeckt (Ziel 2).

Das Erlernen der Selbstkontrolle wird speziell durch Kurseinheit drei aufgegriffen und ab dann fortlaufend angewendet (Ziel 3).

Das Ziel der erfolgreichen Integration der Mahlzeiten in den Alltag, wird mit Hilfe der in den Einheiten vier bis acht genannten Hausaufgaben, umgesetzt (Ziel 3).

Die Gewichtsreduktion und die Veränderung des Wohlbefindens werden in der Kurseinheit neun besprochen (Ziel 4).

Allgemein kann gesagt werden, dass das Kurskonzept das Erlernen von Techniken für den Alltag zum Ziel hat. Familienmitglieder sollen integriert werden. Mithilfe von verschiedenen Werkzeugen soll das Barrieremanagement gesichert und somit das Durchhalten des Programmes und der Umstellung gewährleistet werden.

Ein nochmaliges Treffen nach sechs Monaten, soll den Ansporn geben am Ball zu bleiben und ein positives Ergebnis zu erzielen. Hier gibt es die nochmalige Möglichkeit ein Feedback einzuholen, eine Diskussion zu führen und Barrieremanagement zu betreiben.

4 Evaluation und Dokumentation des Kurskonzeptes

Tab. 8: Evaluation und Dokumentation des Kurskonzeptes

Interventionszi el	Zielindikator	Erhebungsmetho de	Erhebungsinstrum ent	Messzeit-punkte (t)
Erlernung von theoretischen Grundlagen der Ernährungslehr e	Wissen über die Ernährungslehre, ausgedrückt in Punkten (Wohlfühlfragebog en)	Eigenständige sinnvolle Zusammensetzun g von Mahlzeiten Standardisierte schriftliche Befragung: (Sicherheitsgefühl von 1-10 im Wohlfühlfragebog en, wobei 1 unsicher darstellt und 10 ganz sicher) Die Bewertung erfolgt nach der Verbesserung des Punkte Wertes (Punkte Wert t1 minus Punkte Wert t0)	Wohlfühlfragebogen (siehe Anhang)	T0= 1. Tag Kursbeginn t1= 9. Tag des Kurses t2= Kontrollterm in nach 6 Wochen
Eigenständige Planung von Ernährungsplän en und Einkäufen bis hin zum Kochen	Wissen über Ernährungspläne und das sinnvolle Einkaufen und Kochen, ausgedrückt in Punkten (Wohlfühlfragebog en)	Standardisierte schriftliche Befragung: (Sicherheitsgefühl von 1-10 im Wohlfühlfragebog en, wobei 1 unsicher darstellt und 10 ganz sicher) Die Bewertung erfolgt nach der Verbesserung des Punkte Wertes (Punkte Wert t1 minus Punkte Wert t0)	Wohlfühlfragebogen (siehe Anhang)	T0= 1. Tag Kursbeginn t1= 9. Tag des Kurses t2= Kontrollterm in nach 6 Wochen

Interventionsziel	Zielindikator	Erhebungsmethode	Erhebungsinstrument	Messzeitpunkte (t)
Erlernen der Selbstkontrolle durch Ernährungstagebuch, Integration der Mahlzeiten in den Alltag	Wissen über Selbstkontrolle, Alltagsintegration, ausgedrückt in Punkten (Wohlfühlfragebogen)	Standardisierte schriftliche Befragung: (Sicherheitsgefühl von 1-10 im Wohlfühlfragebogen, wobei 1 unsicher darstellt und 10 ganz sicher) Die Bewertung erfolgt nach der Verbesserung des Punkte Wertes (Wohlfühlfragebogen) (Punkte Wert t1 minus Punkte Wert t0)	Wohlfühlfragebogen (siehe Anhang)	T0= 1. Tag Kursbeginn t1 = 9. Tag des Kurses t2= Kontrolltermin nach 6 Wochen
Gewichtsreduktion um 2kg, Verbesserung des Wohlbefindens um zwei Punkte	Absoluter (kg) Gewichtsverlust, Wohlbefinden ausgedrückt in Punkten (Wohlfühlfragebogen)	Biometrie (wiegen), Berechnung absoluter Gewichtsverlust (Gewicht t0 minus Gewicht t1)	Kalibrierte Personenwaage	T0= 1. Tag Kursbeginn t1 = 9. Tag des Kurses t2= Kontrolltermin nach 6 Wochen

Da es beim vorgestellten Kurskonzept vorrangig um eine Verhaltensänderung geht, kommt als Messinstrument vor allem der individuelle Fragebogen zum Einsatz. Außerdem wird aus Kontrollgründen gewogen.

5 Literaturverzeichnis

Prof. Dr. phil. Papathanassiou, V. (2014). *Studienbrief Konzepte und Strategien der individuellen Gesundheitsförderung.* Unveröffentlichtes Studienmaterial der Deutschen Hochschule für Prävention und Gesundheitsmanagement. Saarbrücken.

GKV Spitzenverband, *Leitfaden Prävention.* Zugriff am 05.11.2015. Verfügbar unter https://www.gkv-spitzenverband.de/media/dokumente/presse/publikationen/Leitfaden_Praevention-2014_barrierefrei.pdf

Robert Koch Institut, *Gesundheitsmonotoring/Themen Adipositas und Übergewicht.* Zugriff am 06.11.2015. Verfügbar unter http://www.rki.de/DE/Content/Gesundheits monitoring/Themen/Uebergewicht_Adipositas/Uebergewicht_Adipositas_node.html

Deutsche Adipositas Gesellschaft, *Leitlinien.* Zugriff am 06.11.2015. Verfügbar unter http://www.adipositas-gesellschaft.de/fileadmin/PDF/Leitlinien/050-001l_S3_Adipo sitas_Praevention_Therapie_2014-11.pdf

Deutsche Adipositas Gesellschaft e.V.; Deutsche Diabetes Gesellschaft; Deutsche Gesellschaft für Ernährung e.V. & Deutsche Gesellschaft für Ernährungsmedizin e.V.. Zugriff am 07.11.2015. Verfügbar unter http://www.deutsche-diabetes-gesell schaft.de/fileadmin/Redakteur/Leitlinien/DAG-LL-Gesamtdokument-Mat-18.pdf

6 Tabellenverzeichnis

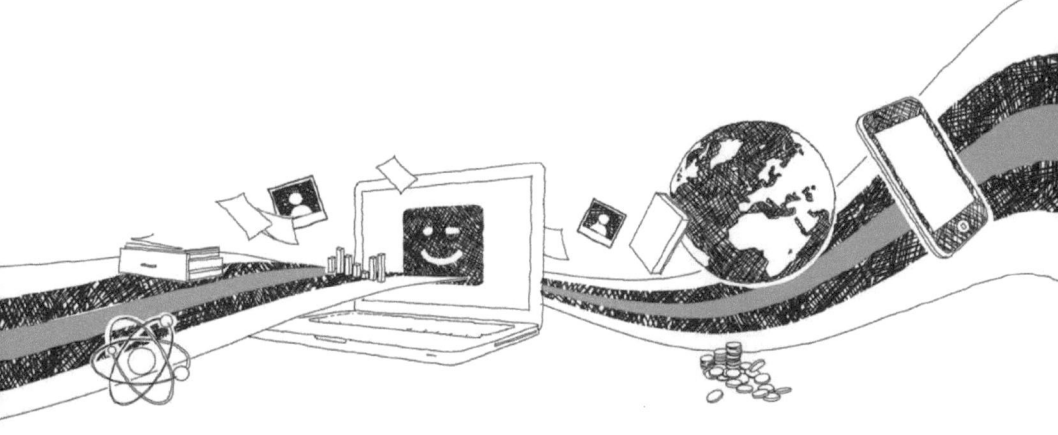
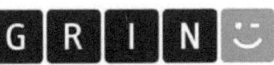